Albert VAUQUELIN

Epidémie circonscrite

DE

Fièvre Typhoïde

IMPRIMERIE DES THÈSES

DE LA

FACULTÉ DE MÉDECINE DE PARIS

OLLIER-HENRY

11 ET 13, RUE DE L'ÉCOLE-DE-MÉDECINE

PARIS

1897

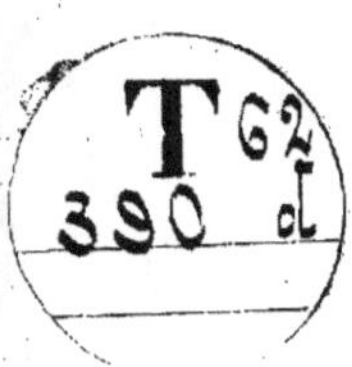

Epidémie circonscrite

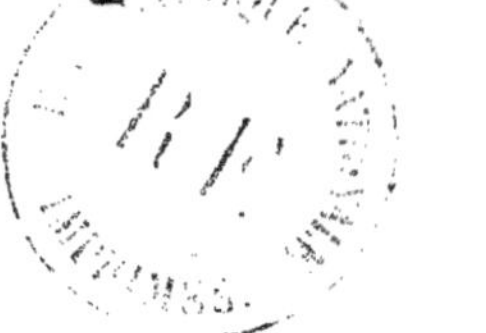

DE

Fièvre Typhoïde

PAR

Albert VAUQUELIN

IMPRIMERIE DES THÈSES
DE LA
FACULTÉ DE MÉDECINE DE PARIS
OLLIER-HENRY
11 ET 13, RUE DE L'ÉCOLE-DE-MÉDECINE
PARIS
—
1897

A MA FEMME BIEN AIMÉE

A MON PÈRE

A MA MÈRE

A MA SOEUR

A LA MÉMOIRE DE MES GRANDS-PARENTS

A MON BEAU-PÈRE

A LA MÉMOIRE DE MA BELLE-MÈRE

A MON GRAND-PÈRE

A MES MAITRES

A MES ANCIENS MAITRES
de l'École de Médecine de Caen

A MON PRÉSIDENT DE THÈSE

MONSIEUR LE PROFESSEUR POTAIN

Médecin à l'Hôpital de la Charité
Membre de l'Académie de Médecine
Commandeur de la Légion d'Honneur

AVANT-PROPOS

Le but que nous nous sommes proposé, en faisant ce travail sur cette épidémie circonscrite, est de démontrer que dans le cas présent, d'abord, la contagion par importation a joué le principal rôle et que la contagion directe s'est manifestée dans plusieurs cas, qu'ensuite l'influence de l'eau n'a joué qu'un rôle secondaire, qu'enfin le manque d'hygiène et de soins de propreté les plus usuels que l'on rencontre dans les campagnes sont une cause secondaire et aggravante, mais ne suffisent pas à elles seules à déterminer une épidémie.

Pour appuyer nos dires nous apporterons des arguments irréfutables que nous mentionnerons dans le cours de cette thèse.

D'abord, pour qu'il soit permis de nous suivre et d'être compris plus facilement nous diviserons notre travail en quatre chapitres.

Le premier comprendra la monographie de la commune où la fièvre s'est déclarée, un graphique de l'ensemble du pays, et surtout de la Rue d'Enfer et du ruisseau qui longe celle-ci où cette fièvre s'est localisée.

Nous exposerons ensuite les différents rapports qu'ont pu avoir les agents infectieux avec le ruisseau.

Le deuxième traitera de l'importation et de la contagion

directe, l'infection du ruisseau et du mode de propagation des cas présentés qu'il sera facile de suivre sur le graphique, grâce aux numéros d'ordre inscrits.

Le troisième relatera succinctement les observations de chaque malade et recueillies par nous, en y joignant les résultats et quelques lignes sur le traitement que nous employâmes.

Le quatrième, comme chapitre terminal, traitera de l'hygiène et de la salubrité des habitations rurales.

Une simple notice sera jointe en dernier lieu, donnant le résultat que nous aurons obtenu par l'analyse du ruisseau à son entrée et à sa sortie des maisons, ainsi que du puits d'alimentation.

CHAPITRE PREMIER

Monographie de Tilly-sur-Seulles.

Tilly-sur-Seulles, comme son nom l'indique, est situé sur les bords de la Seulles ; c'est une commune de 1.000 habitants environ. Elle est partagée par cette rivière en deux villages : Tilly proprement dit et Saint-Pierre, celui-ci sur la rive droite, celui-là sur la gauche et éloignés de 500 mètres environ l'un de l'autre. Pays sain, vallonné, sillonné par de grandes voies, relativement bien boisé, il a toujours été, jusqu'en 1891, épargné par les épidémies. D'ailleurs les rues et les habitations assez spacieuses de Tilly sont bien tenues et la propreté y règne, sinon en maîtresse absolue, du moins n'est pas traité en étrangère. Il y a cependant une chose qui choque la vue quand on pénètre dans quelques-unes de ces maisons, c'est que la plupart sont dépourvues de water-closets. D'autres au contraire qui en possèdent, mais qui placés tout près des rez-de-chaussées et des cuisines, laissent évaporer des émanations absolument délétères ; mais, il faut bien le dire, c'est le plus petit nombre.

Le village de Saint-Pierre, également traversé par de

belles routes, ne laisse, pas plus que son voisin, rien à désirer sous le rapport de la propreté ; il est même mieux partagé que lui sous ce rapport, car, outre que les habitations sont moins agglomérées, chacune d'elles possède un jardin plus ou moins grand, c'est vrai, mais qui tous ou presque tous ont des cabinets d'aisances suffisamment éloignés des maisons. Il est cependant une chose à y remarquer, mais qui est générale dans les campagnes, c'est que les habitants qui possèdent des fumiers les empilent ordinairement près de leurs habitations sans soucis des infiltrations qui peuvent se produire dans les puits voisins. En général, sauf bien entendu quelques exceptions qui existent toujours n'importe dans quel pays, Tilly et Saint-Pierre sont deux villages propres, où l'hygiène est assez bien observée par chacun de leurs habitants.

Cependant une des rues de ce pays devint le foyer d'une épidémie. Cette rue partant de Tilly, de l'embranchement de plusieurs grandes routes, va rejoindre une des communes voisines ; cette rue, connue sous le nom de rue d'Enfer, est habitée sur ses deux côtés depuis son embranchement jusqu'à environ 200 mètres ; à partir de cette distance elle n'est plus habitée que sur la droite en montant. Les habitations sont situées au-dessus de son niveau. Sur la gauche en montant existe un ruisseau peu profond, de 1m50 de large en moyenne qui, prenant sa source à 1 kilomètre environ de Tilly, dans un herbage appelé l'herbage de Sagy et à 50 mètres environ de la rue d'Enfer, descend parallèlement à cette rue en s'en rapprochant presque dès son origine, au point qu'un simple talus seulement les sépare jusqu'à la terminaison de la rue. Ce ruisseau, situé pendant tout son parcours au-dessous du niveau de la rue, arrive au puisard de Tilly après avoir longé un puits d'alimentation, aidé à former quatre lavoirs particuliers, passé sous des maisons. De là il continue son cours sous une des routes de l'embranchement (Bayeux à Villers), sous la place du marché, aide à former un cinquième lavoir particulier situé dans un herbage, continue son cours, passe sous la route de Tilly à Balleroy et va se jeter dans la Seulles près de la propriété du Manoir de Cour-Péron. Ce ruisseau a environ 2 kilomètres de cours.

Les habitants de la rue d'Enfer font en majorité partie de la classe ouvrière ; comme je l'ai dit plus haut, leurs habitations sont situées à droite et, à partir du milieu de la rue, au-dessus du niveau de cette dernière. Les maisons ont toutes au devant d'elles une petite cour dans laquelle est apporté et empilé le fumier et sur celui-ci sont jetées toutes les déjections et les détritus organiques. Le purin de ces fumiers, par suite de sa situation élevée par rapport à la rue et au ruisseau, trouvant un terrain favorable à son écoulement, arrive dans ce dernier après avoir traversé la rue qui, légèrement déclive du côté du ruisseau, y facilite encore son arrivée. En 1891 il existait même plusieurs cassis qui permettaient à ce purin et aux eaux ménagères jetées dans les cours d'y arriver plus facilement encore.

En amont de ce ruisseau et presque à son origine, existe une propriété où tout le fumier est déposé directement le long du ruisseau, au point que non seulement le purin s'écoule directement dedans, mais aussi que ce dernier lave la paille du fumier qui pend dans ce cours d'eau.

Au-dessous et à 150 mètres environ, il y a une marchande de poisson qui a fait construire un mur pour former un vivier où elle conserve sa marchandise et dont tous les débris sont jetés dans le ruisseau. Ajoutons qu'à cette époque ce petit cours d'eau n'avait jamais été curé et était encombré de feuilles et de plantes qui s'y putréfiaient.

Sauf quelques maisons, la plupart des habitants ne possèdent pas de cabinets d'aisances, et ceux-ci, quand ils existent, présentent un état tout à fait primitif : Un trou quadrilatère ou sphérique, pratiqué dans une partie quelconque du petit jardinet, c'est tout ; quelquefois recouverts d'une petite cabane en bois, c'est le nec plus ultrà. Tous les habitants, sauf peut-être trois ou quatre maisons, lavaient leur linge dans le ruisseau, se servaient de cette eau pour leur alimentation, et quelques-uns, à cet effet, ceux qui n'avaient pas accès aux lavoirs des particuliers, en fabriquaient en barrant tout simplement avec de la terre et des cailloux le cours du ruisseau. Ces barrages existent constamment et, s'ils viennent à être entraînés par le courant, ils sont de suite reformés.

Voilà donc l'exposé de la rue d'Enfer, de ses habitations et de son ruisseau, rue qui, en 1891, fut le foyer d'une épidémie de fièvre typhoïde et qui s'y localisa.

Pour plus de facilité de compréhension, nous avons établi et joint à cette thèse un plan d'ensemble permettant de voir et d'étudier presque de visu cette disposition réciproque, telle qu'elle existait en 1891 et telle qu'elle existe encore aujourd'hui.

De cet exposé général ayant rapport à la monographie de la rue d'Enfer et des habitudes de ses habitants, il ressort donc :

1° Que les habitants de cette rue lavaient tous leur linge dans le ruisseau, non seulement avant l'épidémie, mais pendant qu'elle était dans toute sa force ; qu'ils y nettoyaient également leur vaisselle, leurs vases de nuit, etc. ;

2° Qu'ils déversaient presque toujours les matières fécales sur les fumières et quelquefois directement dans le ruisseau ;

3° Que le purin de ces fumières s'écoulait dans le ruisseau en traversant la rue ;

4° Que certains habitants prenaient de l'eau du ruisseau pour leur alimentation ;

5° Qu'enfin les quelques fosses d'aisances qui existaient ne pouvaient avoir de communication avec le ruisseau, étant trop éloignées de son cours, mais que les déjections étant déversées directement sur les fumières, elles infectaient néanmoins le ruisseau en se mélangeant au purin.

Nous avons vu qu'un puits d'alimentation était longé par le ruisseau, mais nous ne croyons pas qu'il puisse être contaminé par lui, étant donné qu'il est en contre-haut de ce dernier et qu'il déverse son trop plein dans son cours par une ouverture réservée à ce effet. Cependant, la famille à qui appartient ce puits et qui fait usage de son eau pour son alimentation, fut atteinte de la fièvre. D'ailleurs, rien ne prouve bien que ce fût précisément l'eau de ce puits qui ait amené l'infection dans cette famille, car ses membres lavaient leur linge dans le ruisseau infecté.

Ici, une question se pose : Comment se fait-il que les particuliers à qui appartiennent les lavoirs situés en aval du ruisseau et formés par lui n'aient pas été contagionnés, quoique faisant laver leur linge dans leur lavoir ? Pour nous, nous ne saurions la résoudre ; néanmoins cela prouve qu'il ne suffit pas que le microbe de la fièvre typhoïde soit dans l'eau de laquelle on se sert pour laver, mais qu'il faut qu'elle soit absorbée pour la déterminer. Il est vrai que les particuliers n'en ont jamais fait usage pour leur alimentation.

CHAPITRE II

Nous allons dans ce chapitre établir l'importation et la contagion directe qui ont joué, au début et pendant cette épidémie, un rôle très important, puis nous démontrerons l'infection du ruisseau et son influence secondaire sur la propagation de la maladie et la succession des cas.

Nous prions nos lecteurs de jeter un coup d'œil sur le graphique, chaque malade y étant représenté par un chiffre correspondant à son ordre d'apparition.

Voici de quelle facon la rue d'Enfer devint rapidement un foyer de contagion typhique :

Au mois de juillet 1891, Tilly-sur-Seulles fut le siège d'une épidémie de fièvre typhoïde. Cette épidémie, dans une commune où cette maladie est rare, où il ne se produit qu'un cas isolé de temps à autre et à intervalles très éloignés, eut une origine par importation et fut circonscrite aux habitants de la rue d'Enfer.

1er cas. Elle fut importée par la jeune D., de 20 ans, dont la famille habite cette rue. En place à Caen, elle fut atteinte vers la fin du mois de mai dans cette ville et y reçut les premiers soins. La convalescence arrivée on l'envoya dans sa famille, dans le courant de juin, et continua à s'y faire soigner.

C'est à partir de ce moment que nous voyons s'établir la contagion directement. Examinons donc comment cette contagion eut lieu. Nous venons de voir que la jeune D. vint en convalescence chez ses parents. La mère, quoiqu'en donnant quelques soins à sa fille, allait travailler en journée et chaque jour chez une dame T.

2e cas. Cette dame, âgée de 55 ans, habitant la même rue, à 60 mètres environ au-dessus de la précédente, fut atteinte trois semaines après l'arrivée de la fille D., elle ne fut visitée par nous pour la première fois que le 27 août ; mais dès les premiers jours des malaises qu'elle ressentait, fut soignée par la mère de la fille D., qui dès cette époque se sentait elle-même souffrante.

3e cas. Cinq jours après, cette femme D., âgée de 65 ans, était atteinte violemment.

4e cas. Enfin le 13 septembre son autre fille, âgée de 30 ans, mariée et mère de famille, habitant à 2 kilomètres, au hameau de St-Pierre, mais qui dès le début venait soigner sa sœur, puis sa mère, se trouva très sérieusement atteinte à son tour.

Il nous paraît donc jusqu'alors que le foyer épidémique dû à la venue de Caen de la fille D., a pour cause une contagion directe étrangère à l'eau du ruisseau. Mais l'influence de l'eau se fit vite sentir dans les cas qui suivirent.

En effet, dans la famille D. comme dans la famille T., on jetait les déjections sur les fumiers et on lavait les linges dans le ruisseau. Or à 200 mètres au-dessous de cette maison habitait la famille G.

5e cas. Le 10 septembre le petit G., âgé de 22 mois, est atteint,
6e cas. puis le 15 septembre c'est le tour de sa mère, âgée de

28 ans. Un peu plus bas que celles-ci, environ à 80 mètres,
7e cas. c'est la femme J. qui est prise le 20 septembre.

8e cas. A 200 mètres environ plus bas, la fille M., âgée de 9 ans, est gravement atteinte le 25 septembre. Enfin, le 2
9e cas. octobre, le fils G., âgé de 21 ans et souffrant depuis huit jours, est violemment pris. C'est le frère de la femme G., et l'oncle du petit garçon âgé de 22 mois, pris les 10 et 15 septembre. Mais pour lui le cas est complexe, car il travaillait en journée, comme la femme D., chez Mme T. la deuxième atteinte.

Il en est de même pour les cas suivants appartenant à la famille V., qui habite entre les maisons D. et T., à 30 mètres environ de chacune d'elles.

10e, 11e, 12e et 13e cas La mère âgée de 45 ans et son petit garçon âgé de 8 ans, tombent malades le 3 octobre. Le père, âgé de 56 ans, est pris à son tour et meurt le 19 du même mois. Puis la fille, âgée de 12 ans, qui est prise le 18 octobre.

14e cas. Enfin le 8 octobre, le fils de la femme T., âgé de 28 ans, est atteint très violemment et a la chance de s'en tirer.

Par contre, les derniers cas, sauf un, apparaissent tous au-dessous de la maison D. et la gravité va en diminuant.

15e cas. C'est, le 10 octobre, celui de la dame S., âgée de 21 ans, demeurant à 50 mètres au-dessous de la maison D.

16e cas. C'est, le 14 octobre, celui de C. G., âgée de 17 ans, sœur des sus-nommés et habitant la même maison qu'eux.

17e et 18e cas. C'est, le 17 octobre, celui de la femme A. B. et celui de sa mère âgée de 52 ans qui occupent ensemble une maison contiguë à celle des G.

19e cas. C'est celui de la fille L. prise le 18 octobre.

20e cas. Enfin le dernier cas fut celui de F., atteint le 10 novembre et meurt le 25 du même mois. Cet homme était le mari de la fille D., la troisième atteinte.

Si nous tirons dès maintenant une conclusion scientifique de tous ces faits, il est facile de voir que l'importation de la fièvre s'est faite directement. Car, en effet, si l'eau du ruisseau a été à coup sûr une cause de propagation, il n'est pas moins vrai que la contagion directe a joué un rôle très important au début et au cours de cette épidémie localisée, en définitive, sur un espace de 350 mètres environ, frappant d'abord les habitants des maisons supérieures au cours d'eau et même séparées de lui par la rue, laissant enfin indemnes les habitants des maisons en aval, les plus menacées cependant par cette eau qui les baigne ou passe sous elles, et dont l'impureté va en croissant, jusque sur la place, où il ne s'est présenté aucun cas. Si d'un autre côté on réfléchit aux conséquences secondaires qu'a pu avoir l'eau, n'est-on pas surpris qu'elle n'ait pas joué un rôle antérieur à cette épidémie, puisque cette eau était contaminée par les ordures et les détritus de toute sorte, bien avant que l'épidémie n'eût lieu, et que les habitants s'en étaient toujours servi pour leurs usages.

En tout cas, si l'eau a joué ici un rôle important, le manque d'hygiène et de salubrité des milieux où cette épidémie s'est localisée en a joué un non moins grand. — Et ces milieux sont nombreux dans nos campagnes, où le paysan vit dans la plus parfaite insouciance de la propreté la plus usuelle.

Ajoutons, comme conclusion pratique, qu'il serait de la plus haute utitité, pour le bien de ces populations rurales, qu'une surveillance active et constante fût exercée par les municipalités. Malheureusement, rien n'est fait à ce point de vue et il se passera encore de longs jours avant qu'on ne fasse comprendre à nos paysans les dangers qu'ils encourent, en vivant constamment dans ces maisons mal tenues, repaires véritables d'infection, où la salubrité et l'hygiène sont inconnues.

Maintenant que nous avons fait, par ordre d'apparition, l'exposé de la succession des cas que nous a donnés cette épidémie, que nous avons démontré son origine par importation, la contagion directe d'abord et sa propagation par l'eau ensuite, nous allons aborder l'étude pathologique de chacun de ces cas en particulier, que nous avons observé.

CHAPITRE III

Pathologie. — Complications. — Résultats. — Traitement.

OBSERVATION I.

Fille D., âgée de 20 ans, domestique, d'un bon tempérament.

« Comme nous l'avons dit plus haut, la fille D., c'est-à-dire la première atteinte en mai et qui importa la typhoïde, ayant été traitée à Caen où elle avait contracté cette maladie, nous n'avons guère eu qu'à surveiller la convalescence de cette dernière à son arrivée à Tilly, fin juin. Cependant, dans les premiers huit jours de son arrivée, elle fut prise de vomissements et de diarrhée avec céphalalgie frontale violente, épistaxis et fièvre. La fosse iliaque redevenait légèrement sensible.

« Cette rechute, qui pouvait devenir grave, due à un écart de régime, n'eut pas de suite, grâce à une intervention immédiate et énergique qui enraya les progrès du mal en huit jours.

« Le thermomètre marquait le premier soir, à 8 heures, 39°5 pour redescendre à 37°2 le huitième jour. Le neuvième, la température était complètement à sa normale et la malade, soumise à un régime sévère, se remit vite de cet accident et put reprendre sa place quelque temps après. »

OBSERVATION II

Madame T., âgée de 55 ans, propriétaire.

« Nous ne fûmes appelé que le 27 août, c'est-à-dire quinze jours environ après le début des malaises que cette dame ressentait ; la typhoïde, chez elle, parut se localiser du côté de l'encéphale : présentant une légère dilatation de la pupille, un peu de strabisme, de la raideur du cou, de la secousse tendineuse et musculaire, du délire continuel pendant quelques jours, mais assez calme, des vomissements abondants au début et absolument incoercibles, une constipation opiniâtre.

« Les vomissements chez cette femme eurent une intensité très grande et ne cédèrent qu'à l'usage constant et prolongé de la glace intùs et extra et de champagne glacé. La température ne dépassa pas 40°5. La marche de la maladie fut régulière mais assez lente et ne présenta rien de particulier méritant d'être signalé. Quoique nous eûmes porté un pronostic grave à cause des symptômes méningés qu'elle présentait et qui nous faisaient craindre une issue fatale, la malade entrait en convalescence le 25 septembre.

OBSERVATION III

Femme D., âgée de 65 ans, journalière, mère de la fille D., première prise.

« D'un tempérament nerveux, prise violemment le 1er septembre, présenta du délire assez intense et fréquent les douze premiers jours, une température élevée pendant le cours de la maladie. Le thermomètre s'éleva à 40°5 comme chez la précédente. Comme chez elle il y eut des vomissements, mais moins violents et qui cédèrent plus facilement ; elle présenta également pendant quelques jours des phénomènes ataxiques mais plus légers que chez la femme T., et qui ne persistèrent pas si longtemps que chez cette dernière. Une vive sensibilité existait dans la fosse iliaque droite et dans la région de la rate, qui était atteinte d'un gonflement très appréciable à la percussion. La diarrhée chez cette malade ne céda qu'avec difficulté et présenta une odeur particulièrement fétide.

« Néanmoins, le 22 septembre elle entrait en convalescence, qui se fit sans encombres et assez rapidement. »

OBSERVATION IV

Femme F., âgée de 30 ans, ménagère, deuxième fille D., mariée et mère de famille.

« Cette femme, d'un tempérament nervoso-sanguin, jouissant d'une excellente santé et d'une bonne constitution, réglée très régulièrement, n'avait jamais été malade. Elle fut atteinte le 13 septembre avec une violence extrême,

Chez elle la maladie eut un empire particulier, le délire fut violent, la température très élevée, la fièvre marcha chaque jour en augmentant de degrés sans rémission matinale. Le thermomètre s'éleva jusqu'à 41° 5. Des phénomènes ataxiques furent d'abord observés, du strabisme, de la dilatation pupillaire, des contractions spasmodiques des muscles de la face, même du trismus, de l'opispothonos, on aurait dit de prime abord, en la voyant, qu'elle allait avoir une crise d'éclampsie. Le ventre, après avoir été très ballonné, s'était retracté. Après quelques jours les phénomènes d'ataxie firent place à de la dynamie avec un abattement et une prostration complète, perte de connaissance absolue, des sueurs d'une abondance extrême et des sudamina sur tout le corps, une paralysie des sphincters de la vessie et de l'anus favorisait un écoulement presque continuel d'urines et de mucosités intestinales légèrement teintées de sang.

« Le pronostic chez cette malade était tellement grave que nous la considérions comme perdue. Cependant le 28 septembre un mieux inattendu s'annonça par un retour prématuré des menstrues, qui continuèrent régulièrement leur cours et déterminèrent, certainement, une détente générale et amenèrent la disparition de tous les phénomènes graves que nous avons relatés. La paralysie des sphincters ne persista qu'une quinzaine de jours. La convalescence de cette malade fut très longue quoique sans complications. Chose à remarquer : cette femme ne présenta que 12 taches rosées lenticulaires sur la partie de l'abdomen située entre l'ombilic et l'appendice xyphoïde,

OBSERVATION V.

Enfant G., âgé de 22 mois.

« Cet enfant, très bien portant ordinairement, fut pris à son tour le 10 septembre mais ne présenta rien de particulier, son cas d'ailleurs fut assez léger et le thermomètre ne marqua que 39° 5. Chez lui il y eut de la congestion assez intense des deux poumons qui se dissipa à l'aide de ventouses sèches répétées et une éruption pultacée sur le pharynx et les amygdales qui céda à l'aide d'un gargarisme boraté. — Cet enfant se rétablit assez vite.

OBSERVATION VI.

Femme G., âgée de 28 ans, mère de l'enfant G..

« Cette femme, d'une constitution solide et jouissant d'une bonne santé est prise le 15 septembre. La typhoïde chez elle présenta une forme abdominale qui suivit régulièrement son cours et fut d'une intensité modérée, la température atteignit 40°. Rien de particulier chez elle à signaler qu'une multitude innombrable de taches rosées existant sur tout le tronc aussi bien en avant qu'en arrière et depuis les épaules jusqu'à la partie supérieure des fesses. — Son rétablissement se fit vite et sans difficulté.

OBSERVATION VII.

Femme J., âgée de 68 ans, ménagère.

« Cette femme fut plus sérieusement atteinte que la précédente. Une diarrhée excessivement intense, un météorisme très accentué, la température très élevée, 41°2, délire bruyant, une agitation extrême, des épistaxis répétés nous firent craindre pendant quelques jours une issue fatale. Cependant cette malade, prise le 20 septembre, entrait en convalescence le 15 octobre suivant. Cette dernière fut longue et les fonctions ne se rétablirent que péniblement.

OBSERVATION VIII.

Fille M., âgée de 9 ans.

« Cette enfant, d'un tempérament lymphatique, est prise le 25 septembre avec une température au début de 39° 4. Celle-ci ne fit qu'augmenter et arriva à 40° 7, chiffre qui se maintint pendant cinq jours avec une légère rémission matinale. Le 3 octobre le thermomètre marquait 40° et, à partir de ce jour, diminua progressivement pour arriver à la normale le 17 octobre.

« Le 12 octobre elle fut atteinte d'une amygdalite gauche aiguë et la température remonta à 39° 5, mais ne persista pas. A la suite de cette amygdalite, il y eut des phénomènes de paralysie du voile du palais, facilement diagnostiqués par le rejet d'une certaine partie de boissons et des aliments liquides par les fosses nasales. Elle présenta également de la surdité du côté de l'oreille gauche, surdité due probablement à une otite interne légère. D'ailleurs, ces phénomenes de paralysie et d'otite ne furent pas de longue durée et la petite malade se rétablit même très vite, eu égard à son cas sérieux. »

OBSERVATION IX.

Fils G., âgé de 31 ans.

« Cet homme, d'une solide constitution, journalier de son état, fut aussi du nombre de ceux qui furent atteints le plus sérieusement. La température, chez lui, monta jusqu'à 41° 2. Le météorisme fut excessif, le délire violent, les phénomènes congestifs des poumons, une dyspnée intense, des crachats rouillés, ainsi que des fèces sanguinolentes nous firent craindre, certes, une terminaison malheureuse. Malgré les symptômes d'ataxo-adynamie qu'il présenta, comme la femme F. de l'observation IV, la guérison survint lentement, il est vrai, mais ne fut retardée que par une paralysie du sphincter vésical qui persista pendant un mois, en s'amendant toutefois de jour en jour grâce à l'électricité. Visité le 2 octobre par nous, il n'entrait en convalescence que le 6 novembre. »

OBSERVATION X.

Femme V., 45 ans, et A. V., âgé de 8 ans, son fils.

« Cette femme, d'un tempérament nerveux, fut atteinte assez légèrement ; son enfant, atteint le même jour qu'elle, ne présenta pas non plus une forme grave. La température chez la mère ne dépassa pas 39°8 et chez son fils 39°5. La prédominance chez eux était l'existence d'un état muqueux fébrile, avec insomnie, délire léger et calme. La marche de la maladie chez ces deux malades fut régulière et la guérison ne se fit pas attendre. Atteints le 3 octobre, ils entraient en convalescence le 18 et 20 du même mois.

OBSERVATION XI.

V. père, âgé de 56 ans.

« Cet homme, maçon de son état, mari de la précédente, atteint le 6 octobre. Fatigué, présentant de l'artériosclérose et un cœur atteint de dégénérescence graisseuse, ne peut lutter longtemps contre l'infection typhique et meurt après avoir atteint comme maximum une température de 40° 1, et présenté du délire calme et une prostration très grande.

OBSERVATION XII.

Fille V., fille des précédents, âgée de 12 ans.

« Cette jeune fille ne fut, comme d'ailleurs sa mère et son petit frère, atteinte qu'assez légèrement. Prise le 18 octobre, la veille de la mort de son père, elle ne fut que quinze jours malade.

OBSERVATION XIII.

Fils T., très bon tempérament, âgé de 28 ans.

« Cet homme, alcoolique invétéré, fut particulièrement atteint avec une violence inouïe. D'une forte constitution, les phénomènes ataxiques qui se manifestèrent dès le début se continuèrent pendant huit jours consécutifs. Délire violent, secousses tendineuses et musculaires spasmodiques très fortes, agitation extrême, température très élevée 41° 4. Les symptômes abdominaux chez lui ne présentèrent rien de particulier, sauf un foie gros très marqué et dépassant de trois travers de doigt le bord inférieur des côtes et une sensibilité excessive de la rate. Pouls fort, dur et très rapide, 140 à la minute. Anxiété précordiale et congestion pulmonaire. Cet homme, malgré ces symptômes alarmants, atteint le 8 octobre entrait en convalescence le 6 novembre.

« Les quatre cas qui suivirent, c'est-à-dire ceux de la dame A. S., de C. G., veuve de G., qui fut un des plus atteints, celui de la femme A. B., et de la fille L., ne présentèrent qu'une médiocre intensité et toutes se rétablirent après 15 à 22 jours de maladie. Chez elles, la température n'excéda pas 39°6.

OBSERVATION XIV

Fille L., mère de la précédente, âgée de 52 ans.

« Cette femme, atteinte le 17 octobre, rachitique, présentant une déviation cyphotique du rachis, alcoolique, succomba le 25 octobre d'une congestion pulmonaire intense comme complication, après avoir eu un délire violent.

OBSERVATION XV

F., âgé de 32 ans, journalier.

« Cet homme, marié à la fille D. atteinte la quatrième de la fièvre, est pris lui-même le 10 novembre d'une façon très grave et succomba le 25 novembre, après quinze jours de maladie, à une hémorrhagie intestinale très abondante. Délire violent, pouls petit, rapide, 150 à la minute, température l'avant-veille de sa mort, le 23 novembre, 41°9 ; le 24 il présentait une pâleur extrême avec refroidissement et cyanose des extrémités, un abaissement de la température qui était tombée au-dessous de la normale 36° 7, et un pouls très petit ; il rendait une grande quantité de sang noir et réduit en bouillie. Le lendemain, 25 novembre, il s'éteignait dans le collapsus. Le météorisme chez lui était très prononcé et l'abdomen très sensible. Cet homme était d'une grande sobriété mais exténué de fatigue, par suite d'avoir donné seul les soins voulus à sa femme et avoir repris ses travaux une fois celle-ci hors de danger, sans avoir pris un repos nécessaire. Il avait de nombreuses pétéchies sur l'abdomen et n'avait présenté aucune éruption de taches rosées lenticulaires. »

Comme nous venons de le relater, sur les vingt cas de fièvre typhoïde nous avons donc eu trois mortalités et dix-sept guérisons, ce qui représente un taux de 15 pour °/ₒ de mortalités et 85 pour °/ₒ de guérisons.

Le premier décès, chez un maçon âgé de 56 ans, débilité, présentant une hypertrophie, une dégénérescence cardiaque et artérielle.

Le deuxième, chez une femme cyphotique, âgée de 52 ans, alcoolique au plus haut degré.

Le troisième, enfin, chez un jeune homme de 32 ans, sobre, d'une forte constitution, mais fatigué par des veilles successives, un travail permanent, et enlevé par une hémorrhagie intestinale abondante.

Sauf ces cas qui, certes, par les désordres qu'ils présentaient antérieurement à la maladie étaient un terrain tout préparé pour une évolution rapide du microbe d'Eberth, mais aussi possédaient une résistance bien moindre à l'envahissement des bacilles pathogènes, les autres s'en sont tirés heureusement.

D'après l'exposé que nous venons de faire, la typhoïde s'est montrée sous les différentes formes qu'elle affecte ordinairement, c'est-à-dire :

La forme ataxique,
La forme abdominale,
La forme thoracique.

Parmi les dix-sept malades qui ont guéri, nous n'avons eu que trois légères complications.

1° Une amygdalite aiguë, suivie d'une paralysie du voile du palais, d'une surdité due à une otite interne chez une enfant de 9 ans.

2° Une paralysie des sphincters anal et vésical chez une femme de 30 ans.

3° Une paralysie du col de la vessie chez un homme de 31 ans.

Nous n'avons pas cru nécessaire de relater pour chaque malade les symptômes typhiques qu'il présentait crainte de nous répéter trop souvent. Sachons toutefois que les sujets que nous venons de passer en revue présentèrent tous les signes caractéristiques de la dothiénentérie et que voici :

Malaises, faiblesse, inappétence, constipation ou diarrhée, en un mot les symptômes d'embarras gastro-intestinal fébrile, puis survinrent de la céphalée continue, des frissons, des épistaxis, de la prostration, insomnie, de la stupeur, des éblouissements, des bourdonnements d'oreilles ; langue sale, blanchâtre, collante au doigt au début, puis rouge sur les côtés et noire et râpeuse sur le milieu, fendillée, sèche ; soif ardente, ventre ballonné, sensible surtout dans la fosse iliaque droite et gargouillement dans cette fosse déterminé par la pression ; diarrhée, gonflement de la rate et sensibilité de cette région ; pouls dicrote, fièvre continue avec rémission matinale et augmentant progressivement.

Taches rosées lenticulaires sur le ventre et la base de la poitrine.

TRAITEMENT

Le traitement que nous fîmes subir à nos malades fut mixte, c'est-à-dire hydrothérapique et médicamenteux.

Nous trouvant dans l'impossibilité absolue, à la campagne, de donner l'hydrothérapie sous forme de bains, soit d'après la méthode de M. Bouchard ou celle de Brand, voici ce que nous fîmes nous-même :

Seul et sans aide apte à nous seconder, craignant qu'en notre absence l'hydrothérapie fût mal exécutée et nous amenât des complications au lieu d'améliorations, nous pratiquions trois fois par jour, matin, midi et soir, lentement, une lotion d'eau froide vinaigrée, avec une éponge, pendant dix minutes à peu près, à chaque malade et dès le début de la maladie, ou du moins aussitôt que nous étions appelé près du malade, car, dans les campagnes, on appelle presque toujours le médecin quand déjà la maladie a fait de grands progrès.

Comme boissons : des limonades froides vineuses ou au citron en grande quantité, du lait froid en petite quantité à la fois et répété très fréquemment, de façon à ce que le malade en prît 1 litre à 1 litre 1/2 par vingt-quatre heures. Quelques tasses de bouillon de bœuf et veau, froid et dégraissé.

En un mot, nous faisions absorber le plus de liquide possible à nos malades, de façon à faciliter et à augmenter la diurèse.

Comme moyens médicamenteux, nous prescrivions cinq à six nettoyages de la bouche, des dents et des gencives avec de l'eau boriquée à 30 °/₀₀, et, dès le début, un éméto-cathartique de 30 gr. de sulfate de soude avec 0,05 centigr. de tartre stibié pour les adultes ; pour les enfants nous donnions le calomel, à la dose de 0,50 centigr. à 1 gr., suivant l'âge, pendant deux jours consécutifs.

Contre la fièvre, nous donnions le sulfate de quinine à la dose de 1 gr. 20 à 2 gr. par jour, et en cachets de 0,30 à 0,50 centigr. à prendre toutes les six heures.

Nous associions à la quinine, comme antiseptique intestinal, le naphtol B à la dose de 0,30 centigr., en deux fois, et nous ajoutions soit du salicylate bismuth ou de magnésie, suivant qu'il existait de la diarrhée ou de la constipation.

Contre les phénomènes congestifs du côté des poumons, nous appliquâmes des ventouses sèches et des sinapismes. Contre les vomissements intenses que plusieurs présentèrent, nous ordonnâmes de la glace, du lait glacé et du champagne frappé.

Pour le cas particulier qui succomba aux suites d'une

hémorrhagie intestinale abondante, n'ayant pas de glace à ce moment à notre disposition, nous fîmes des injections hypodermiques d'Ergotine Bonjean, des lavements d'eau bouillie et très froide, et des applications de compresses d'eau froide sur le ventre, prendre à l'intérieur de la limonade sulfurique et enfin contre les lipothymies et les syncopes menaçantes, nous pratiquâmes des injections d'éther et de caféïne. Nous avons vu depuis que des injections intra-veineuses de sérum artificiel de Hayem ou les injections sous-cutanées d'eau distillée et stérilisée contenant 7 °/₀ de chlorure de sodium réussissaient bien dans ces cas. Nous n'en fîmes pas ; cependant un cas pareil se présenterait, nous n'hésiterions pas à les faire maintenant.

Nous prescrivîmes également aux sujets qui présentèrent des symptômes ataxiques et du délire violent, une potion au bromure et au chloral, et des applications constantes de compresses d'eau glacée sur la tête, et à tous, sans exception, un lavement matin et soir d'eau bouillie et refroidie, contenant 10 gr. d'acide borique. Enfin, aux alcooliques nous faisions prendre des grogs légers et froids.

Voilà, en général, le traitement que nous fîmes subir à chacun de nos malades.

L'étude de cette épidémie étant terminée, nous allons dès maintenant aborder une question de la plus haute importance au point de vue de l'utilité publique, nous voulons parler de l'hygiène des habitations rurales.

Cette question a été soulevée et résolue par le docteur Barette, professeur de clinique chirurgicale à l'Ecole de médecine de Caen, dans ses excellentes conférences populaires qu'il fit dans cette ville en 1896.

CHAPITRE IV

De l'Hygiène des habitations rurales.

En abordant l'hygiène des habitations rurales, nous voulons prouver une fois de plus que son manque absolu et constant dans la majeure partie des habitations des campagnes est sinon une cause d'infection première pouvant déterminer une épidémie, du moins sera un milieu des plus favorables à l'extension des germes microbiens et à la propagation rapide de l'épidémie à chaque individu.

Voici ce qu'en dit le Dr Barette dans son ouvrage consacré à cet effet et intitulé « *l'Hygiène des Classes Laborieuses* ».

« Dans les campagnes, dit-il, le plus souvent la maison ouvrière est ensoleillée, devant elle se trouve une petite cour, derrière un jardin plus ou moins étendu.

« Néanmoins il n'est pas rare de trouver des maisons à sol humide, en contrebas de la cour, de sorte que le nettoyage est à peu près impossible ; les immondices déposées par les animaux ou les enfants, s'infiltrent dans le sol, lequel devient un foyer d'infection ; aussi souvent ces chaumières sont pourvues d'ouvertures basses et étroites par lesquelles le soleil et l'air ont peine à pénétrer. Les lits sont enfoncés dans les alcôves qui rétrécissent encore le cubage de l'air et qui souvent servent de magasin pour les linges sales, tous les détritus et rebuts de la maison. Ajoutons encore qu'il y a des cabinets noirs, malsains, où l'on met les enfants à coucher, à un âge où ils ont encore plus besoin d'air que plus tard.

« Toute habitation humaine est la source de déchets qui sont, d'une part, les eaux ménagères et d'autre part les substances excrémentielles animales ; tous ces déchets sont la source de fermentations putrides et doivent par conséquent être éloignés le plus possible de l'habitation afin d'éviter les dangers de leur voisinage pour les habitants.

« Mais dans les campagnes la salubrité des cours et des maisons ouvrières laisse beaucoup à désirer. Dans les groupes de maisons habitées par nos paysans, presque jamais on ne trouve de cabinets, si mal installés qu'ils soient. Les eaux ménagères forment, le long des rues, de vrais cloaques sources d'infection. Les immondices matières normales ou morbides, sont projetées sur les fumiers qui occupent le milieu de la cour. Quand la pluie survient, des infiltrations se produisent et l'eau souillée va infecter les puits voisins ou les ruisseaux qui plus loin donnent de l'eau d'alimentation à d'autres habitations.

« L'eau d'alimentation qui est absolument indispensable aux habitations est fournie de diverses façons et, souvent, elle est altérée dans ses origines mêmes. Les puits sont réputés dans le public comme devant fournir toujours une eau potable parfaite ; malheureusement ils sont exposés à beaucoup de contaminations. Les détritus organiques, matières animales, fumiers qui sont au voisinage peuvent les infecter quand la pluie les pénétrant, peut, par des interstices, tomber dans le puits mal cimenté. Les fosses non étanches, quand le niveau des eaux s'élève, entrent en communication avec la nappe d'eau qui alimente les puits, et on comprend ainsi l'apparition de certaines épidémies de fièvre typhoïde. Dans bon nombre de localités il n'y a pas de puits et les habitants puisent l'eau à des ruisseaux ou à des rivières plus grandes.

« Là encore se présentent de nombreux dangers ; ces ruisseaux et ces rivières peuvent être contaminés, sur un point plus élevé de leur cours, par toutes les substances délétères que vous connaissez. »

Voilà le résumé de ce que dit l'auteur et qui n'est que l'exacte vérité. Si nous abordons la question de savoir ce que chacun devrait faire, nous lisons dans le même auteur :

« Les détritus organiques,immondices,eaux ménagères ne doivent jamais séjourner dans une habitation bien tenue. Ils ne doivent pas former de dépôts dans les cours et sur le sol des rues. A la campagne, ils seront déposés dans une fosse spéciale. Les cabinets d'aisance doivent être tenus dans la plus rigoureuse propreté, lavés à grande eau, bien aérés, munis de portes fermant bien. Dans les campagnes, que jamais les fumiers ne souillent les cours communes, et surtout qu'on n'y projette jamais les déjections et produits de maladies contagieuses.

« Une eau potable, de bonne qualité, est une nécessité absolue. Nous avons indiqué les dangers de l'eau de certains puits, des ruisseaux et des rivières ; aussi, dans les agglomérations, une bonne distribution d'eau de source bien captée, dans des terrains non infectés, doit-elle être toujours poursuivie. Si, au contraire, on ne peut se servir que d'eaux suspectes, qu'on ne les emploie pas sans les purifier par divers moyens de filtrage et surtout par l'ébullition et l'aération.

« Rappelons encore la nécessité d'un bon nettoyage répété des cours, des passages, des rues, et le curage des ruisseaux au commencement de l'hiver. »

Mais pour en arriver à ces beaux résultats il y a encore de longs jours à attendre. A ce propos voici ce que le même auteur établit en matière de conclusion.

« Il faut d'abord que tous y mettent bonne volonté et persévérance.

« Il faut que la famille ouvrière comprenne bien l'utilité absolue des règles de l'hygiène ; qu'elle surveille avec amour la propreté de ses logements. La santé, l'union, le bien-être, seront le résultat de ces soins donnés aux habitations.

« C'est là souvent le beau rôle de la femme ; elle doit être l'ange du foyer aussi bien dans la maison du travailleur que dans celle du riche.

« Qu'elle sache bien que les soins qu'elle donnera à son modeste logis, en le rendant propre et agréable, seront souvent le vrai et le sûr moyen d'y retenir son mari et ses enfants.

« Il, faut en second lieu, que ceux qui logent l'ouvrier y mettent sollicitude, attention et bienveillance. Ils doivent y voir autre chose qu'une spéculation.

« Malheureusement il y a de mauvais propriétaires pour

qui les choses de l'hygiène et de la santé des ouvriers qu'ils logent sont le moindre des soucis.

« En troisième lieu, il faut que les Sociétés philanthropiques agissent par la persuasion, l'appui matériel et moral, les bons conseils, une surveillance paternelle et éclairée.

« Et enfin, nous souhaitons que les municipalités s'intéressent aux vrais intérêts des classes laborieuses.

« Elles ont le pouvoir et le devoir, d'après la loi de 1848 et de 1850, de créer des commissions d'hygiène, de surveiller les logements insalubres, de prescrire les mesures d'assainissement et les réformes utiles.

« Les commissions municipales d'hygiène ont le droit, qu'on ne l'oublie pas, de proscrire l'accès des locaux ou des habitations insalubres, de faire résilier les baux de ces logements.

« Nous demandons, au nom de la santé et de l'hygiène publiques, qu'elles agissent et qu'elles fassent plier les résistances ignorantes et les mauvaises volontés routinières.

« A ce prix, on arrivera à avoir une population saine, forte, aimant son foyer, le travail et la Patrie. La maladie fera moins de victimes, la vie utile sera plus longue, la santé et l'industrie nationales seront plus prospères. »

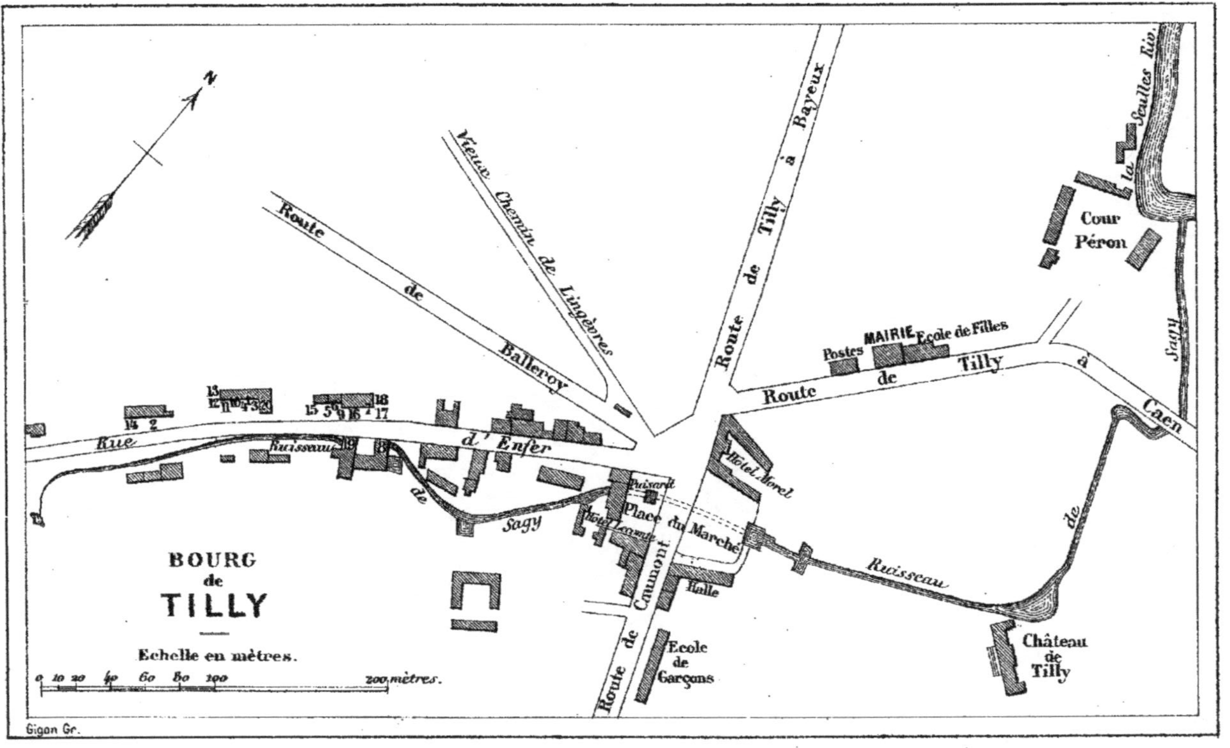

N
Route de Balleroy
Vieux Chemin de Lingèvres
Route de Tilly à Bayeux
la Seulles Riv.
Cour Péron
Sagy
Postes
MAIRIE
École de Filles
Route de Tilly à Caen
Rue d'Enfer
Ruisseau de Sagy
Hôtel Morel
Place du Marché
Route de Caumont
Halle
Ruisseau de
École de Garçons
Château de Tilly
BOURG de TILLY
Echelle en mètres.
0 10 20 40 60 80 100 200 mètres.
Gigon Gr.

CONCLUSIONS

I. — L'origine de cette épidémie eut lieu par importation.

II. — L'épidémie se localisa dans la Rue d'Enfer seulement, et les cas se succédèrent d'abord par contagion directe, puis secondairement pour le cours d'eau qui longe cette rue, infecté par les détritus, les matières fécales des malades jetées sur les fumiers dont le purin s'épanchait dans le ruisseau, et enfin les linges des malades lavés dans celui-ci.

III. — Il n'y avait jamais eu d'épidémie de typhoïde à Tilly-sur-Seulles et le dernier cas observé remontait à deux ans environ, et n'était pas dans la rue d'Enfer.

IV. — Quoique le cours d'eau susnommé fût infecté depuis de nombreuses années par le purin des fumières, qu'il n'eût jamais été curé et que les habitants de la rue d'Enfer s'en servissent journellement pour leur usage personnel et pour leur alimentation, un cas même isolé de fièvre typhoïde n'a jamais été observé.

V. — L'influence de l'eau ne se fit sentir qu'une fois infectée par le microbe d'Eberth.

Etude bactériologique de l'eau du ruisseau et du puits d'alimentation

---

L'examen bactériologique de l'eau du ruisseau de la rue d'Enfer et du puits d'alimentation, fait par les soins de notre ancien et vénéré Maître, le Docteur Fayel, professeur à l'école de médecine de Caen et directeur du laboratoire bactériologique de cette école, le 25 octobre dernier, a donné un résultat négatif.

Nous devons ajouter que cet examen n'eut pas lieu au moment de l'épidémie en 1891.

Vu par le président de la Thèse :
C. POTAIN.

Vu par le Doyen :
P. BROUARDEL.

Vu et permis d'imprimer :
Le Vice-Recteur de l'Académie de Paris,
GRÉARD.

TABLE DES MATIÈRES

Pages

Avant-Propos. 5

Chapitre I. — Monographie de Tilly-sur-Seulles . 7

Chapitre II. — Vingt cas de fièvre typhoïde . . . 13

Chapitre III. — Pathologie, complications, résultats 18

Traitement 29

Chapitre IV. — De l'hygiène des habitations rurales. 32

Plan de Tilly-sur-Seulles 37

Conclusions. 39

Etude bactériologique de l'eau du ruisseau et du puits d'alimentation 40

Imprimerie Herbin, Montluçon.

www.ingramcontent.com/pod-product-compliance
Lightning Source LLC
La Vergne TN
LVHW012019160826
845678LV00002B/915

9782329666600